Te $\frac{34}{247}$

I0077125

MÉTHODE

LA PLUS SIMPLE ET LA PLUS SURE POUR GUÉRIR

LE

CHOLÉRA-MORBUS

AVEC L'EAU SEULEMENT

ÉTABLIE POUR LE BIEN DE L'HUMANITÉ

PAR DON JOSEPH NOGUÉRAS

Prêtre Espagnol , docteur en Théologie , et Bénéficier
de la Cathédrale de Sarragosse

TRADUIT DE L'ESPAGNOL

PAR LE R. P. F. B. S. ORD. MIN. S. FR.

———

AVIGNON

FR. SEGUIN AÎNÉ, IMPRIMEUR-LIBRAIRE

rue Bouquerie   13

1865

Ce livre étant la Propriété du Traducteur, tous les exemplaires sont revêtus de sa signature :

Qui recusat antequam ea quæ dicuntur discendo percipiat, audacius agit.

Celui qui repousse une chose avant de la bien comprendre, agit avec témérité.

(*Gall. Comm. 1 in lib. Hipp. de morb.*)

Omnium humanarum artium magistram esse experientiam.

L'expérience est la maîtresse de tous les arts.

(*Aret. lib. 2. de morb. acut. curat. 2.*)

OMNIBUS ET NEMINI.

Inspiré par ces paroles d'un homme de grand savoir, je vais, mon cher lecteur, donner à l'humanité souffrante une preuve de mon amour, en lui offrant un soulagement dans la *Méthode la plus simple et la plus sûre*, qui me fut donnée par son auteur lui-même il y a environ dix ans. Cette méthode, que j'avais perdue de vue, vient de me tomber sous la main, il y a quelques jours, et je n'ai pas hésité d'entreprendre de la traduire en français, sachant combien mes amis et connaissances la désirent, surtout dans les temps actuels où la pauvre humanité demande de tous côtés du soulagement et du secours. Je présente ce petit travail *omnibus et nemini: omnibus*, à tous ceux qui voudront en profiter; *et nemini...* quant à ceux qui seront sourds aux conseils qu'il renferme, je veux être muet pour eux. Je présente cette méthode telle que son auteur D. Joseph Noguéras l'a établie, après en avoir fait une très-longue expérience sur les cholériques. Et afin de n'y rien changer, je vous la donne autant que possible mot pour mot telle qu'elle est dans l'original, vous assurant que je n'y ai fait aucune addition.

Pardonnez ma liberté, mon cher lecteur; excusez les défauts que vous pourrez rencontrer dans ce petit travail : j'ai pris la plume à la hâte pour faire plaisir à mes amis qui m'y ont invité. Soyez indulgent pour cette traduction en une langue qui n'est point la mienne. Le désir unique d'être utile à mes semblables me fait agir : voilà tout mon but. Si je ne l'obtiens pas, j'aurais du moins la consolation de l'avoir tenté.

Le traducteur : **F. B. S.**

INTRODUCTION.

S'il est vrai que nous devons rendre à la société à laquelle nous appartenons les services qu'elle réclame pour sa conservation ; s'il est vrai aussi que notre coopération sera d'autant plus noble et plus éclairée que le bien qui en résultera sera plus précieux ; il faut avouer que celui-là accorde un grand bienfait à ses semblables qui travaille à leur conserver la santé, ou à la leur procurer s'ils l'ont perdue. Tel est le motif qui m'a poussé dans les circonstances actuelles à employer mes faibles efforts à calmer la funeste sensation que cause dans les esprits la maladie du *choléra*. Cette maladie est en effet un des plus terribles fléaux qui affligent l'humanité, elle conduit au tombeau des victimes innombrables dans les villes où elle fait sentir sa nuisible influence ; elle y décime promptement les habitants assujettis à son empire dévastateur, elle y fait régner la peur, le découragement, le dégoût, et même l'oubli des devoirs les plus sacrés. Il est donc juste de montrer les moyens d'attaquer le mal une fois manifesté, vu que (confessons notre insuffisance) nous ne pouvons l'attaquer avant de le connaître. Il nous est impossible d'arrêter sa marche dans les contrées où il se présente : il ne nous est pas même permis de sonder les secrets et impénétrables jugements de Dieu lorsque dans ses sages dispositions il nous envoie ce fléau; fléau qui, sans pousser trop loin mes considérations, pourrait être appelé l'une des maladies les plus simples qui affligent le genre humain. Cependant on la redoute et on s'en méfie, lorsqu'on considère sa course de géant : les mers les plus vastes, les contrées les plus lointaines, les montagnes les plus escarpées, les lazarets et les cordons sanitaires les mieux organisés, rien ne lui sert de barrière, rien n'a pu arrêter sa marche meurtrière, il n'a pas laissé d'être jusqu'à présent ce qu'il était le premier jour, c'est-à-dire, un mal dont le principe est inconnu ; on fait des hypothèses, mais la cause originaire, primitive, efficiente de son apparition, on l'ignore. Éprouvant sur nous et autour de nous l'action terrible de ce mal, nous ne nous arrêterons pas ici à de vaines et inutiles discussions. Confessons plutôt que l'intelligence humaine a des limites qu'elle ne peut dépasser, et que la cause du choléra est encore à deviner.

Convaincu de cette vérité, je ne fatiguerai pas l'esprit de mes lecteurs par des discussions inutiles et qui ne donnent aucune valeur à ces hypothèses ingénieuses de quelques génies privilégiés qui ont voulu nous expliquer la cause de ce fléau ; ce secret de la nature qui probablement nous sera toujours inconnu. Je m'occuperai uniquement à indiquer comment on peut arrêter l'action du mal dès qu'il se manifeste, bien que j'aie vu malheureusement que ce résultat soit difficile à obtenir. Attendu que la maladie atteint plusieurs personnes à la fois, et souvent avec une telle rapidité qu'on n'a pas le temps de mander les personnes consacrées au soulagement des malades, ni de se procurer les médicaments nécessaires ; attendu que lorsque j'ai été appelé au secours soit des cholériques, soit des personnes atteintes d'autres infirmités, j'ai été toujours aidé puissamment par la méthode hydropathique, j'ai cru qu'il était de mon devoir de consacrer une partie de mon temps au bien de l'humanité, en lui indiquant des moyens qui ont été couronnés par les plus heureux résultats

Dans mon *Traité de la médecine avec l'eau*, autrement appelée *hydropathie*, imprimé l'an dernier 1849, à la pressante sollicitation d'un nombre incalculable de personnes qui avaient expérimenté l'excellence de ce système que je professe, pour guérir toutes les maladies; dans ce traité, dis-je, on aura vu le plan curatif du choléra, plan qui ne diffère pas substantiellement de celui que j'offre aujourd'hui. Maintenant, plus que jamais, je puis propager ce système et avec plus de rapidité, à cause des bons succès que j'en ai obtenus auprès des malades nombreux sur lesquels je l'ai appliqué dans leurs domiciles, dans les hôpitaux et les châteaux de la capitale de Cuba, ainsi qu'à la Vera-Cruz au Mexique, où pendant le temps de mon séjour, le choléra a sévi avec violence. Là, à la tête du lit des malades, je me suis bien rendu compte de l'efficacité et de la supériorité de cette méthode sur toutes les autres pour la guérison de cette maladie: j'ai arraché à la mort un grand nombre de ses victimes, et la plupart en quelques heures, tandis que ceux qui étaient traités par d'autres moyens succombaient généralement.

Si, dans toute maladie, il est nécessaire que

le malade soit en même temps et jusqu'à un
certain point son propre médecin, et que les
secours thérapeutiques dont il a besoin soient
d'un rapide résultat, et les plus simples que
nous indique l'expérience, il faut avouer que
la méthode hydropathique est bien supérieure
à toute autre. Voilà pourquoi, appuyé sur mon
expérience, je l'ai recommandée pendant la
récente épidémie qui nous a visités. Mon but
principal étant le bien de l'humanité, les grandes luttes et les persécutions que j'ai eu à
souffrir, ni les étranges calomnies et les inju-
res qui sont tombées gratuitement sur moi ne
m'empêcheront de publier mes observations.
Quelques-uns de ceux qui perdirent leur temps
dans cette malheureuse et criminelle diatribe,
sont déjà par la miséricorde de Dieu en partie convaincus, d'autres d'une manière ca-
chée, et plusieurs avec ruse et dissimulation
ne laissent pas de se ranger à mon système,
puisqu'ils l'emploient pour rendre à la santé
des malades en danger, craignant de suivre
tous les autres chemins qui ont été vainement
suivis jusqu'ici. Quel dommage qu'on ne suive
pas ce système pur et simple comme je le
donne! Pourrait-on en trouver un plus simple! Que de remercîments leur donnerait
l'humanité s'ils l'adoptaient! Mais, ô mal-
heur! le ver de l'amour-propre est un écueil
où se brisent quelques personnes instruites,
alors qu'elles pourraient être très-utiles pour
procurer aux peuples le bien-être et des jouissances agréables si elles employaient leurs
talents et leurs lumières conformément à l'esprit de leur mission. Avec quels sentiments

de gratitude n'accueillerait-on pas leurs travaux! Que d'abondantes bénédictions ils recevraient des malades qui, sur le point de succomber, auraient été tirés par eux d'un péril extrême! Je sais bien qu'il y a eu et qu'il y a encore dans les Facultés des hommes pleins de mérite qui tendent à cette fin : mais jusqu'ici ils n'ont pu y arriver, comme leurs victimes le confirment. Je sais aussi que d'autres ont été péniblement affectés par ces idées, et ne pouvant les surmonter, ils ont succombé sous le poids de leurs louables désirs. Cependant on devrait ouvrir les yeux, et reconnaître que des personnes moins éclairées, de condition obscure et ordinaire, par les résultats heureux qu'elles obtiennent pourraient servir d'exemple aux professeurs spéciaux.

Puisqu'on m'a vu guérir des maladies dangereuses de toutes sortes par l'hydropathie, et qu'ainsi on ne peut douter de la supériorité de cette méthode, pourquoi différer si longtemps de l'adopter ? On comprend mieux son utilité dans une épidémie, et surtout en temps de choléra. L'île de Cuba, la Vera-Cruz, et plusieurs autres localités où j'ai guéri même des malades désespérés, peuvent répondre ici. Mais qu'on se représente les faits dont la vallée de Témascaltepec au Mexique fut le théâtre : cette population, ravagée par l'hydre dévastateur du choléra, était dans l'affliction et l'angoisse ; alors Gabriel Miralvio, dévoué au bien de ses compatriotes, se lève, prend le *Traité de la médecine avec l'eau*, le lit, le médite, et pénétré de son efficacité contre le

choléra, il l'applique : sur 46 individus atteints
de la maladie, 44 sont guéris, et 2 seulement
succombent parce qu'on les a secourus trop
tard. Cette population se met à chanter des
cantiques de louange, et publie partout que
l'eau l'a tirée de la mort. Si Gabriel a pu faire
des choses pareilles, que ne pourrait-on espé-
rer des professeurs éclairés, s'ils pratiquaient
cette méthode avec docilité et impartialité!

On a employé tous les moyens possibles
pour bannir la *Méthode de l'eau;* mais les succès obtenus sont si puissants et si publics,
qu'il faut reconnaître qu'une semblable mes-
quinerie n'a pu être tentée que par la passion
étouffant le témoignage accusateur de la
conscience.

Quelles merveilles de guérison n'a point vues
la ville de Morélia, capitale du Michoacan,
lorsqu'elle fut visitée par le choléra! La méthode hydropathique y fut proclamée par le
peuple, et préférée à toute autre par le gou-
vernement. Que de malades ont été guéris
par cette méthode dans leurs propres demeures, et d'une manière si étrange, que beaucoup de gens surpris doutaient si ces effets
étaient naturels! Cette ville n'a-t-elle pas re-
çu, ainsi que l'ont témoigné les journaux du
Mexique, 200 malades dans son lazaret, lesquels ont été presque tous sauvés par l'hydropathie!

Que n'est-il pas arrivé au Mexique! Plusieurs ont été guéris par la même méthode :
beaucoup d'autres l'auraient mise en usage
si, trop crédules aux médecins qui leur pro-
phétisaient faussement des résultats funestes,

ils ne s'étaient épouvantés au point d'oublier
l'estime qu'ils auraient eue jusque là pour
l'hydropathie, et ils mouraient victimes de
leur puérile crédulité. Quels motifs pouvaient
pousser les professeurs à ces dangereuses et
criminelles prédictions? Combien parmi eux,
atteints du choléra ou d'autres maladies, se
sont traités avec l'eau sous les yeux des
Membres des Facultés eux-mêmes, et ont
retrouvé la santé qu'ils avaient perdue par
l'emploi des autres méthodes? Jetons un
voile sur les motifs qui les empêchent de l'em-
brasser. Ah! quelle réponse donneront-ils à
ceux qu'ils ont conduits au tombeau, et qui
les accusent et demandent justice?

Détrompons-nous! L'eau est la médecine la
plus simple, la plus innocente, et celle qui
peut opérer le plus grand nombre de guérisons. Je dis *guérisons*, parce que soulager
n'est pas guérir. Or, qu'ils se présentent le
petit nombre de ceux qui ont été guéris par
les drogues! Demandez-leur si leur santé est
parfaite; peu vous donneront une réponse sa-
tisfaisante; plusieurs autres, épargnés par la
faux de la mort, ont conservé une faiblesse
accablante. Ce n'est point ainsi qu'agit le système hydropathique : ceux qu'elle annonce
avoir guéris, le témoignent par des faits qui
ne laissent aucun doute. Dites tout ce que
vous voudrez contre ce système : entassez toutes les impostures que la colère la plus achar-
née puisse inventer, ne cessez pas de crier
contre un système si avantageux; il restera
toujours à ses détracteurs les remords de la
conscience causés par le souvenir des victi-

mes qu'ils ont séduites par leur charlatanisme
et sacrifiées par les drogues. L'éloquence
n'accrédite point le médecin ou professeur de
Faculté, c'est le succès dans les guérisons; ce
sont les faits qui inspirent la confiance aux
malades, et qui enrichissent les professeurs
en leur procurant une bonne et nombreuse
clientelle.

Je pourrais citer un très-grand nombre de
cas de *choléra asiatique* guéris dans le plus
haut point d'intensité; je pourrais nommer
des individus qui, conduits aux portes du tombeau par d'autres méthodes, m'ont appelé
dans cet état désespéré, et l'hydropathie leur
a rendu la santé. Plusieurs autres diraient
avec des larmes de reconnaissance et public-
raient hautement que, sous la direction du
Traité de la médecine avec l'eau, ils ont repris
cette vie à laquelle ils avaient déjà fait leurs
adieux. D'autres raconteraient des choses si
étonnantes qu'elles paraîtraient impossibles et
fabuleuses dans ma propre bouche. Le grand
désir que j'ai d'être utile à tous fera que je ne
m'arrêterai pas là, et que je tracerai le plan
thérapeutique avec lequel j'ai arraché tant de
victimes à la mort, et ainsi on ne doutera plus
que le choléra ne se guérisse avec l'eau. Je par-
lerai mon langage habituel, simple, sans
affecter l'emploi de paroles mystérieuses,
étrangères et peu usitées; je négligerai même
les ornements de style, mais je dirai tout fa-
milièrement, afin que tout le monde me com-
prenne. Je m'expliquerai en prenant pour
guide la nature, de laquelle je ne veux point
me séparer.

MÉMOIRE

SUR LE CHOLÉRA

ET SUR LA MANIÈRE

DE LE GUÉRIR HYDROPATHIQUEMENT.

———

Parmi le grand nombre de maladies qui affligent le genre humain, aucune n'a eu de résultats aussi tristes, aucune n'a été considérée d'aussi difficile guérison que le *choléra*. Les divers systèmes médicaux qui existent ont travaillé inutilement à connaître la cause qui développe cette terrible maladie : cette cause, on a cru la voir partout: dans l'air, dans les aliments, dans les émanations terrestres, dans l'apparition des météores et des corps célestes. Les uns ont pensé qu'une certaine altération des céréales communiquait cette maladie ; les autres que des petits insectes qui vivent dans l'athmosphère s'introduisent dans notre organisme et nous la donnent. Enfin, tout a été inutilement consulté : après les plus longues et les plus ingénieuses investigations, il existe toujours la même obscurité que le premier jour de son apparition ; on ignore encore la cause du choléra. On ignore aussi, ou du moins on ne comprend pas comment cette maladie parcourt, avec une rapidité étonnante, tous les pays et tous les climats, quelque opposés et éloignés qu'ils soient les uns des autres, sans que rien puisse présenter une barrière à sa marche désolante. Tout a été tenté inutile-

ment contre elle : elle se moque de tout, elle
franchit tous les obstacles, et à la fin elle
étend toujours plus son fatal domaine. Considérée sous ce point de vue, la maladie qui
nous occupe est vraiment capricieuse : il lui
arrive parfois qu'après avoir cessé ses ri-
gueurs au milieu d'une nombreuse population, elle se montre dans une habitation soli-
taire habitée par un individu méticuleux, qui
n'a eu aucun rapport avec la ville qui était
quelques jours auparavant le théâtre du fléau.

Et que dirons-nous des traitements médicaux employés pour combattre le choléra ?
Toujours la même lutte systématique, toujours
les mêmes ténèbres. Chaque médecin a essayé
son traitement formé ordinairement d'après
les enseignements de son art : toujours même
illusion. Quelques-uns ont fait beaucoup,
d'autres ont cru mieux agir en faisant peu.
Mais toujours des victimes sans nombre sont
descendues dans la tombe.

Heureusement cette maladie, comme toutes
celles qui ont le caractère épidémique, après
avoir pénétré dans une localité, perd de
jour en jour de son intensité. Grâces en soient
rendues à la divine Providence ! Et c'est pourquoi on la redoute moins, et l'humanité, un
peu remise de la terreur panique qu'elle
éprouvait auparavant, se prépare contre un
nouvel assaut de ce terrible ennemi : c'est
pourquoi aussi on n'abandonne plus si facilement et sans secours, dans les temps de déso-
lation, ses parents, ses frères, et les objets
de l'amour le plus cher, lorsqu'ils sont abattus dans un lit de douleur.

Le *choléra* n'est pas une maladie contagieu-
se, comme on l'a cru : il n'a aucun des carac-
tères d'un mal contagieux. Si des circonstances spéciales ne venaient augmenter son dé-
veloppement, comme dans toutes les épidé-
mies, si nous étions plus tranquilles au milieu
du danger, je crois que son domaine serait
moins étendu. Il n'y a donc pas de raison
pour laisser sans les soins nécessaires les
malades attaqués de ce mal; il n'y a pas de
motif suffisant pour nous condamner à un iso-
lement absolu, qui prédisposerait tristement
notre moral. Soyons résolus à ne pas le craindre, et peut-être il nous respectera davantage.
Qu'en serait-il des prêtres, des médecins, des
infirmiers et de tous ceux qui assistent les
malades, si ce fléau était contagieux? Et cependant ce sont ces classes d'hommes qui lui
fournissent le moins de victimes ; la seule
cause de cela, je crois, c'est que la fréquen-
tation assidue des cholériques finit par nous
naturaliser en quelque sorte avec la maladie,
et nous cessons de craindre sa pernicieuse
influence.

Mais lorsque le fléau aura franchi les bar-
rières que la prudence lui opposait, gardons
notre esprit tranquille et un courage éprouvé;
ne donnons point le criminel exemple d'un
égoïsme outré pour notre conservation, en oubliant nos devoirs les plus sacrés; souvenons-
nous que l'accomplissement de ces devoirs
peut tourner au bien général, en diminuant la
frayeur de ceux qui nous voient. Menons une
vie calme et tranquille, évitons les excès de
tout genre qui pourraient nous disposer à

contracter cette maladie, et soyons persua-
dés que pour en être atteints, il faut certaines
dispositions dans l'organisme, et certaines
circonstances spéciales qui l'amènent.

Outre ces causes du choléra, il y en a deux
autres qui sont positives, et qui favorisent son
arrivée et le déterminent fréquemment chez
les individus dans les pays où il a pénétré. Ce
sont d'abord les soucis, les dégoûts, les accès
de colère. Les causes morales ne sont pas celles certainement qui contribuent le moins à la
production de cette maladie. Parmi les causes
qui opèrent dans l'intérieur du corps, celles
qui agissent directement sur l'estomac le produisent d'une manière toute particulière. Tels
sont : les glaces, les œufs de barbeau (poisson
de mer) et de brochet (poisson d'eau douce),
les aliments salés ou gâtés, la viande de co-
chon, les melons et autres fruits, les boissons
irritantes prises avec excès, les substances cor-
rosives, l'abus des purgatifs et de tout ce qui
est d'une digestion pénible et difficile, et aussi
tout ce qui excite vivement l'estomac. J'ai observé que peu d'enfants sont atteints du choléra comparativement au nombre des grandes
personnes, et je crois que cela vient de ce
qu'ils sont peu disposés aux émotions morales, qui, comme nous l'avons dit, ont une si
large part à la production de cette maladie :
elle ne vient chez eux qu'à la suite d'une in-
digestion, d'une attaque des vers, ou des douleurs de la dentition. Ce qui cause encore ce
mal, ce sont les émanations des lieux humides et marécageux et le défaut de propreté.
Telle a été la cause de la propagation de cette

maladie dans l'île de Cuba ; et dans la république du Mexique, il faut attribuer la même épidémie aux exhalaisons provenant de la fermentation du sucre ; les nègres qui travaillaient dans ces usines en grand nombre furent atteints de cette maladie.

Ainsi, il y a un si grand nombre de causes qui, après la cause primitive et originaire, produisent le choléra dans les pays où il pénètre, qu'il serait trop long de les compter. J'ai préféré me borner à indiquer les principales, et en particulier celles que j'ai pu observer moi-même, quoique parfois la source du mal soit si hypothétique que l'esprit humain se perde à chercher comment la maladie a pu atteindre certains individus. Mais quelque difficile qu'il soit d'obtenir là-dessus une certitude irréfragable, il est bon de donner ces documents qui parfois nous éclairent et nous aident à connaître si une personne malade est vraiment atteinte du choléra : il n'y aura pas à en douter, si nous remarquons un nombre plus ou moins grand des symptômes que nous avons indiqués comme le caractérisant d'une manière significative. Quant à moi, je crois que si ce n'est à proprement parler un crime, il y a eu du moins négligence impardonnable à ne pas commencer tout d'abord par agir : car dans cette maladie, comme en beaucoup d'autres, les instants sont courts et précieux, et il faut les mettre à profit, afin que ce qui n'était d'abord que l'annonce du choléra ne devienne bientôt une cause de mort. Il faut la combattre promptement, selon la méthode que je vais prescrire, et cela dès les premiers

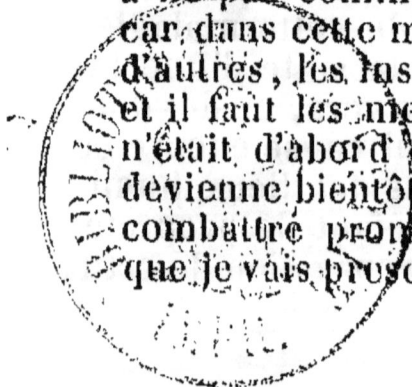

moments, afin d'étouffer, pour ainsi dire, le germe malin qu'il renferme. En effet, si on laisse le mal s'accroître, se développer, peut-être terminera-t-il tristement la vie de celui qui peu avant se berçait dans des rêves dorés.

Afin qu'on reconnaisse plus facilement lorsqu'une personne est atteinte du choléra, je vais montrer les symptômes principaux que présente cette maladie, et le dénoûment probable qui doit la terminer, selon l'état du malade. De cette manière, on observera la marche du mal, et on appliquera les remèdes convenables pour en détruire la malignité. Si on arrive à temps, on pourra obtenir cet heureux résultat en quelques heures ; mais dans le cas où on retarderait, on peut être persuadé que si on a le bonheur d'obtenir sa guérison, ce ne sera pas sans avoir vu ses jours plus ou moins compromis.

Avant que le choléra ne se déclare, il y a beaucoup de personnes qui souffrent de petites incommodités. Généralement on n'y prend pas garde. Je conseillerai à ces personnes de ne point mépriser ces avertissements précurseurs du mal, et d'attaquer promptement ses progrès, au lieu de s'exposer à un fâcheux repentir. Pour connaître le degré de gravité du choléra, il faut distinguer quatre périodes.

1re *Période.* Certaines personnes, un jour ou quelques heures avant d'être atteintes du choléra, éprouvent un léger mal de tête, un défaut d'appétit, ou bien un mauvais goût à la bouche, goût d'amertume ordinairement ; elles baillent fréquemment, elles éprouvent comme un malaise général ; leurs forces physiques sont abattues, et elles sont peu disposées à se livrer à des travaux manuels. Dans ce cas, la prudence exige nécessairement que l'on se tienne sur ses gardes, et que l'on emploie les moyens que j'indiquerai plus bas, afin que cet état si fâcheux ne s'aggrave pas davantage.

2e *Période.* D'autres personnes éprouvent, dès les premières atteintes du mal, des indispositions plus graves ajoutées à celles que nous venons d'indiquer. Tels sont : des vertiges fréquents, des bourdonnements dans les oreilles, une grande pesanteur aux lombes, de fortes douleurs d'entrailles, un changement sensible dans la physionomie qui prend un caractère particulier : les yeux sont comme enfoncés dans leurs orbites ; une soif ardente tourmente le malade, il est sans cesse provoqué à des vomissements et à des évacuations qui le fatiguent beaucoup ; le pouls est lent et peu sensible ; bientôt surviennent des contorsions et des crampes aux membres inférieurs, qui sont dans certains cas excessivement froids. Au début, les vomissements et les évacuations sont de nature bilieuse, mêlés à quelques aliments non digérés, parce que l'estomac n'était pas disposé à fonctionner. Mais, dès que le mal gagne en intensité, ces évacuations, celles des entrailles surtout, sont liquides et blanches à peu près comme le riz trop cuit, et sont chargées de pellicules ou sérosités. Le malade en qui on reconnaît quelqu'un de ces symptômes caractéristiques, on ne peut douter qu'il ne soit sérieusement atteint du choléra. Le mal n'étant plus douteux, on doit agir alors avec énergie pour le combattre.

3ᵉ *Période.* Si l'application de notre méthode curative n'avait point obtenu un changement salutaire dans l'état du malade, alors tous les symptômes que nous avons énumérés augmentent. La perte des forces est plus considérable, la prostration et l'enfoncement des yeux est plus sensible, la décomposition du visage est arrivée à un degré effrayant ; la voix s'affaiblit, les pulsations et les battements du cœur sont plus rares et plus faibles, au point qu'on ne peut plus les percevoir ; les crampes sont extrêmement douloureuses et fréquentes, ainsi que les douleurs du ventre. A ces maux se joignent des désirs fréquents d'évacuer, mais non suivis de résultat ; le froid devient extrême et général ; le malade est tourmenté par une angoisse et une agitation continuelle qui lui font diriger automatiquement ses bras en dehors du lit. Cependant l'intelligence est complète : il y a suppression d'urine ; une soif inextinguible qui fait beaucoup souffrir ; la respiration s'affaiblit ; le corps est de couleur bleuâtre ; la langue se refroidit à son tour, elle est couverte d'une sérosité blanchâtre. Alors, si les évacuations ont été excessives, le malade a perdu considérablement de sa vigueur ; il a aussi perdu l'élasticité de sa peau, au point que si on la plie à l'extrémité du doigt, elle ne revient plus à sa place. Le malade arrivé à ce degré, son existence est dans un danger imminent, et je recommande l'application de la méthode avec la plus grande énergie et le plus grand soin.

4ᵉ Période. La maladie ne suit pas toujours cette marche funeste. Il arrive qu'elle change totalement et tout à coup d'aspect, sans que pour cela la vie du malade soit beaucoup compromise. C'est ce qui a lieu lorsque au froid glacial succède la chaleur : alors la couleur bleuâtre disparait, ainsi que les crampes; le pouls est plus fort et plus fréquent, la physionomie se ranime, les yeux deviennent plus brillants ; le mal de tête est revenu, mais les vomissements sont plus rares , quoique les évacuations subsistent toujours; la langue est plus sèche et plus propre , le besoin d'uriner revient, la respiration est plus libre; enfin tout annonce un état tout différent du précédent. Dans cet état, le malade peut s'attendre à un heureux dénoûment qui lui est annoncé par la disparition des fâcheux symptômes énoncés ci-dessus.

Ce changement subit je l'ai observé dans le plus grand nombre de malades que j'ai assistés. Je dois ajouter que le malade acquiert insensiblement ses forces, et qu'il éprouve le besoin de dormir ; sa physionomie reprend peu à peu son expression naturelle; les évacuations disparaissent presque entièrement ; l'appétit revient par degrés, et le malade peut alors se considérer en convalescence; le cortége des symptômes alarmants a disparu, et le malade qui, quelques heures auparavant, croyait son existence compromise, demande maintenant les aliments qui conviennent à sa situation.

Tel est le choléra dans ses différentes périodes et dans ses degrés d'intensité, qu'il parcourt quelquefois avec une promptitude extraordinaire, et qui, dans tous les cas, se termine ordinairement d'une manière heureuse ou malheureuse dans quatre jours. J'ai montré cette maladie, ainsi qu'on a dû le remarquer, dans ses divers états de gravité, afin que mes lecteurs sachent mieux appliquer la méthode que je vais leur proposer, et qu'ils puissent suivre le cours du mal plus facilement et sans fatigue. J ai cru plus convenable d'indiquer les symptômes de chaque période en particulier, plutôt que de les mêler en laissant à mes lecteurs le soin de reconnaître ceux qui sont propres au malade qu'ils soignent. J'aurais craint de les laisser dans la confusion et dans l'embarras. Toutefois, il ne faut pas croire que la maladie entraîne toujours, ni même ordinairement, les tristes phénomènes que je viens de décrire. Heureusement, comme je l'ai dit, ce fléau est moins terrible qu'autrefois, soit parce qu'on y est un peu habitué, soit parce que les cas mortels sont plus rares. Mais il deviendra bien moins terrible si on arrête sa marche à temps par l'emploi d'une méthode convenable, et si on l'empêche ainsi d'arriver à ce degré funeste, où, s'il ne termine pas nos jours, il compromet du moins notre santé d'une manière déplorable. Si on l'attaque assez tôt, il ne dépasse point dans la plupart des cas la première période ; par conséquent, il ne faut pas regarder comme insignifiants ses premiers symptômes, car un retard d'une heure peut quelquefois nous faire perdre plusieurs lustres de notre vie.

Maintenant, il me reste à montrer la méthode qu'on doit suivre pour obtenir la guérison selon les diverses phases ou périodes de la maladie. Je ne m'arrête pas à faire connaître si le choléra a des phases plus ou moins nombreuses : ce n'est là qu'une question de mots : l'important c'est de le guérir. Je distingue le traitement selon les quatre périodes ou classes indiquées ci-dessus. Cette division me parait très-convenable pour comprendre et appliquer avec succès la méthode que je vais prescrire, et sur laquelle je demande une attention toute particulière.

1re PÉRIODE.

On boira un verre d'eau fraîche, et on appliquera des compresses (2 *) froides sur la tête ; on prendra ensuite un lavement, et un bain de siége d'une demi-heure également d'eau froide. (5) Si l'indisposition continuait, on s'envelopperait d'un drap de lit mouillé (1) pendant deux heures, et puis, en sortant, on prendrait un autre bain de siége d'une demi-heure ; on ajouterait deux lavements par jour, et le soir un bain de pieds (6) d'un quart-d'heure ; on garderait constamment les compresses froides à la tête, et pendant la nuit on appliquerait des compresses chaudes sur le ventre. (2) On continuera ainsi tant que le mal ne passe pas à la seconde période.

* Voyez à la fin l'explication des numéros.

2ᵉ PÉRIODE.

Le malade boira un verre d'eau froide, on lui mouillera bien la tête, et on lui appliquera des compresses également froides, ayant soin qu'elles soient toujours humides; il prendra ensuite un lavement, et un bain de siége d'eau presque tiède aussi longtemps qu'il pourra y rester. En même temps, il boira de l'eau froide en abondance jusqu'à causer des vomissements; et, si après cinq ou six verres les vomissements n'arrivaient pas (ce qui arrive à quelques malades, à ceux surtout qui ont d'abord été traités par les drogues) on pourrait lui donner deux ou trois verres d'eau un peu plus que tiède, et on continuerait ensuite à lui offrir de l'eau froide.

Si le malade a des crampes, on lui fera des frictions sur les parties malades avec les mains mouillées dans l'eau froide, jusqu'à ce que les crampes cessent. On fera la même chose sur tout le corps s'il était froid; lorsque le corps aura repris sa chaleur, et non avant, le malade prendra une tasse de bon bouillon. Après cela, on lui appliquera des compresses tièdes sur le ventre, et on l'enveloppera dans un drap de lit mouillé à l'eau froide, où il passera deux heures, s'il est robuste, et s'il est faible, il n'y passera qu'une heure et demie. Il prendra ce drap de lit deux fois par jour, matin et soir; chaque fois qu'il en sortira il prendra un lavement, et un bain de siége, comme il est dit plus haut. Après chaque évacuation, il prendra un autre lavement. Si les vomissements continuaient, le malade devrait boire de l'eau en abondance ; s'il en demande, on ne la lui refusera jamais ; et si elle lui répugnait, on ne laisserait pas de lui en donner fréquemment, car, c'est cette boisson qui doit apporter un résultat heureux et rapide. On lui donnera une tasse de bon bouillon toutes les deux heures, ou bien une soupe préparée avec de l'huile, ou de l'atole, si elle convient mieux au malade.

Pendant le jour on continuera les compresses d'eau tiède sur le ventre, en ayant soin de les changer toutes les deux heures ; après les avoir renouvelées trois fois, on appliquera à la place des compresses d'eau chaude. (2) Chaque jour le malade, trois heures après être sorti du premier drap de lit, prendra un autre bain de siége. (5) Si les évacuations ne dépassent pas le nombre de six, le malade prendra six lavements ; si elles dépassent, on ajoutera un lavement pour chaque évacuation.

On aura soin de jeter fréquemment de l'eau froide sur la tête du malade, afin que les compresses soient toujours humides. L'eau des bains de siége doit être toujours moins chaude à chaque bain, jusqu'à la fin où on la

2

laisse entièrement froide. Si les symptômes
mentionnés plus haut revenaient, on répète-
rait les opérations déjà indiquées.

3ᵉ PÉRIODE.

On mettra en pratique les préceptes de la
deuxième période. Si le malade avait des douleurs à la poitrine, on la lui mouillerait avec
de l'eau froide, et on appliquerait sur cette
partie des compresses froides, ainsi qu'au
gosier; on pourra aussi le faire gargariser
avec de l'eau froide.

4ᵉ PÉRIODE.

On suivra le traitement de la troisième période, mais sans frictions. Le second jour,
en sortant du drap de lit, au lieu d'un bain de
siége, le malade prendra un demi-bain (4)
avec de l'eau à la chaleur naturelle pendant
quatre minutes; pendant ce bain, on lui jet-
tera un peu d'eau froide sur la tête et les
épaules, mais en évitant de le heurter.

Après cela, on l'essuyera et on l'habil-
lera. S'il a assez de forces, il pourra un
peu marcher dans sa chambre : s'il a un peu
d'appétit, outre le bouillon, on pourra lui
offrir du poulet ou autre viande rôtie.

On répètera le drap de lit (1) dans le jour;
il sera suivi d'un autre bain de siége d'une
demi-heure de chaleur naturelle; ce qui fera

deux bains de ce genre par jour, un le matin et un le soir. Le malade prendra un bain de pieds d'un quart d'heure vers le soir ; puis , on appliquera des compresses froides à la tête, et des compresses chaudes sur le ventre.

Le troisième jour, si le malade se sent plus dispos, il prendra en sortant du drap de lit, un bain général de cinq minutes dans l'eau presque tiède, et après il pourra sortir et faire une promenade modérée. Il continuera toutes les prescriptions du second jour. Selon le soulagement que le malade éprouvera, il pourra supprimer un drap de lit, puis une partie des lavements, et enfin tout le reste, mais avec prudence, jusqu'à abandonner tout le traitement. En même temps on augmentera la quantité des aliments, pourvu qu'ils soient de digestion facile, pendant les premiers jours de la convalescence, pourvu aussi qu'on évite les plats surchargés d'épiceries , les mets irritants , et les liqueurs.

Si le malade avait une forte fièvre, on continuerait les compresses froides à la tête et les compresses chaudes sur le ventre ; on donnerait trois draps de lit séparés l'un de l'autre d'une demi-heure ; et après chacun d'eux on laverait le corps avec de l'eau presque tiède. Le quatrième drap de lit, qui sera toujours le dernier, durera deux heures ; il sera suivi d'un bain de siége d'une demi-heure. On laissera le malade en repos pendant trois heures,

et on continuera ainsi le même nombre de
draps de lit et de bains, jusqu'à ce que la
fièvre disparaisse entièrement.

Voilà tout ce qu'il y a à faire contre le choléra, ce
terrible ennemi qui serait moins funeste s'il était
moins redouté. Quels que soient ses symptômes, on
peut les mépriser avec cette méthode, qui est appli-
cable aux malades de toute situation, même aux fem-
mes pendant le temps de leurs règles ou autres incommodités. Ayons confiance dans les bons résultats de
ce système, lesquels sont assurés pourvu qu'on agisse
avec promptitude et sans défiance. La défiance surtout est un grand obstacle ; elle naît de ce que le système est simple, il ne faut pas dépenser quarante
francs pour se procurer un litre d'eau, il n'y a pas
là de ces mystères inventés par le charlatanisme : et
telle est la cause du peu d'estime qu'ont de ce système
plusieurs personnes qui n'aiment que les choses re-
tentissantes, quelque dépourvues qu'elles soient d'une
valeur réelle. Et cependant, il faut le dire, l'eau est
si nécessaire dans cette maladie que tous les cholériques que j'ai été appelé a soigner ne m'ont demandé
que de l'eau avec prières pressantes et supplications.
J'ai observé la même chose dans les malades très-nom-
breux qui m'ont appelé pour l'administration des secours spirituels que l'Église, notre sainte et tendre
mère, accorde à ses fidèles enfants dans les derniers
moments de leur vie. La soif qu'ils éprouvaient était
si ardente que, si on ne les avait exhortés à se sou-
mettre à la volonté de Dieu, plusieurs seraient morts
dans le désespoir, attendu surtout que cette soif était
encore augmentée par les drogues et les opérations
chirurgicales. Le système des caustiques, des ven-
touses et autres instruments de martyre pour l'humanité souffrante, s'est efforcé de prendre le dessus sur le nôtre, et l'on essaye de le dominer de telle

sorte que certaines personnes n'ont pas scrupule de calomnier l'eau, quoiqu'elles voient une foule d'individus conduits au tombeau par d'autres méthodes : on allègue surtout que notre système exige une grande quantité d'eau et un nombre considérable de personnes pour traiter le malade. Ces objections pourrait-on les soutenir quand il est question des maladies chroniques ou anciennes, il est certain qu'elles seraient toujours sans valeur au sujet des maladies aiguës, comme celle qui nous occupe, laquelle est si promptement guérie que beaucoup de personnes malades, après leur guérison, se demandent si elles n'ont pas été le jouet d'un songe.

S'il s'agit des maladies chroniques, nous dirons que leur ancienneté seule prouve l'impuissance des drogues, puisque bien loin de les guérir après un long traitement, elles les ont au contraire aggravées. Que d'argent ont dépensé les malades pour se soigner d'après ces moyens ! Combien de temps peut-être ils ont été obligés de garder le lit de leurs douleurs, ou de demeurer enfermés, ou de séjourner dans un pays lointain et souffrir, en même temps que leurs maux corporels, la peine de se voir privés des jouissances de leurs propres demeures. Et que dire de ceux qu'on oblige à confier des intérêts graves à un étranger et d'augmenter considérablement leurs dépenses de chaque jour ? Et encore, après tous ces sacrifices, n'y en a t-il pas plusieurs qui attendaient une longue et paisible vie, et qui n'ont trouvé que la tombe ? Telles sont les conséquences des drogues. L'eau n'est-elle pas plus économique et plus bienfaisante ? Que de dépenses énormes l'on fait pour les drogues ! Dans cette ville par exemple il y a certainement plus d'un hôpital qui dépense chaque année la somme effrayante de trente mille francs en drogues ! Serait-il difficile avec cette somme de procurer aux malades de l'eau en abondance ainsi que les instruments pour l'appliquer. Mais alors même qu'il n'y aurait pas d'autre

avantage que celui de sauver le plus grand nombre
des malades (et la dépense serait moindre certainement *), ainsi qu'on l'a vu à Valence en Espagne,
alors que l'hydropathie y était moins répandue qu'aujourd'hui ; ne serait-ce pas une raison puissante pour
dépenser volontiers une faible somme pour un remède si simple et les employés chargés d'en faire
l'application ? La conservation de la santé de nos
semblables et leur salut ne méritent-ils donc aucune
considération ? Que feraient les antagonistes de l'eau
s'ils étaient abattus dans un lit de douleur ? Je crois
qu'ils prendraient la même route qu'ont embrassée
quelques-uns: s'apercevant que les chemins ordinai-
res leur étaient fermés, ils ont cherché ceux qui sont
plus rarement usités ; ils ont ouvert leurs trésors
pharmaceutiques pour y chercher à tout prix un
médicament qui pût les guérir , et dans la plupart
des cas ils n'ont trouvé d'autre remède efficace que
l'eau , qui les a guéris, à moins que l'âge ou l'emploi
des drogues n'y vinssent mettre un obstacle invin-
cible.

Ce langage, je le sais , blessera les pharmaciens ,
ceux surtout qui ont le plus de débit ; ils s'imagine-
ront que je suis prévenu contre eux ; ils croiront que
mon intention unique est de nuire à leurs intérêts. Et
cependant il n'en est rien : j'ai des rapports d'amitié
avec plusieurs d'entr'eux ; en général ils sont dignes
de notre estime à cause des études qu'ils ont faites pour
orner leur intelligence : on doit compter pour quelque chose les privations qu'ils se sont imposées et les
dépenses qu'ils ont faites pour se créer leur position.
Mais il faut confesser la vérité lorsqu'elle intéresse le
bien public, et surtout le bien de l'humanité souffrante. Dans un cas semblable , on ne doit respecter
aucun lien d'intérêt , d'amitié ou de parenté : tout
doit se taire, et on ne doit pas prendre garde à ceux
qui méprisent l'eau pour vendre des emplâtres. Le

* Voir la *Médecine avec l'eau*, page 140. et suivantes.

soleil ne perd pas sa lumière parce que quelques nuages le cachent à notre vue : au contraire le pharmacien ou médecin de Faculté qui se conduit consciencieusement avouera que cette façon d'agir est conforme à la justice , et considérant les vertus de l'eau pour le soulagement de toutes les souffrances , il admirera la sollicitude de la Providence de Dieu pour la conservation de ses créatures , et il donnera à l'eau la préférence sur tout autre médicament ; il imitera ceux de ses confrères qui étant atteints, eux-mêmes ou quelqu'un de leur famille, d'une maladie chronique ou aiguë, n'ont pas craint de se jeter dans l'hydropathie, et sous une direction ils ont recouvré avec l'eau ce qu'ils n'auraient jamais obtenu par l'emploi de leurs remèdes , c'est-à-dire une santé parfaite.

C'est ainsi que le choléra se guérit avec l'eau , comme je suis disposé à le prouver. Veuille le bon Dieu faire cesser ce fléau, et en même temps toucher le cœur des médecins et membres des Facultés qui , oubliant la haute mission qu'ils ont à remplir et la responsabilité qui pèse sur leurs consciences , ferment leurs oreilles aux cris de douleur des malades , lesquels, en présence de la mort qui les menace, confient leur vie et celle de leurs familles à ceux qui ont le devoir de leur obtenir par tous les moyens possibles une sentence de vie.

Que le bon Dieu fasse cesser la consternation où se trouve l'humanité , et qu'il lui fasse comprendre sa misère : car , cette maladie du choléra , si simple en elle-même, a fait trembler et a abattu des colosses de santé qui défiaient tout le monde par leurs paroles et leurs œuvres ; et voilà que le souffle seul du choléra qui avait pénétré dans une maison voisine a suffi pour les briser comme de faibles roseaux , et mettre un terme à leur vie. Qu'ils sont tristes les quelques jours que nous passons dans cette vallée de larmes ? Nous devons voir dans ce fléau la main de Dieu qui nous touche lentement et avec un amour paternel. Ayons sans cesse devant les yeux l'action de la divine Providence qui ne cesse pas d'être bienfaisante ; et puis employons cette médecine de l'eau que le Seigneur met si abondamment dans nos mains. Souvenons-nous qu'elle produit les effets les plus étonnants en guérissant des malades qui avaient déconcerté tous les calculs humains : oui , avec l'eau, cet élément si commun et si simple , employé par une pauvre créature, des prodiges ont été opérés qui ont étonné les plus grands génies. Reconnaissons humblement que la marche de Dieu est de se servir pour l'accomplissement de ses œuvres des choses les plus simples.

Plût à Dieu que ce court travail que j'offre à l'humanité souffrante ne fût pas inutile ! Dans la maladie du *choléra* qui nous occupe, l'hydropathie a eu de tels résultats qu'elle s'est montrée supérieure à toutes les autres méthodes ; et je ne doute pas que les malades béniront le Seigneur de leur avoir fait connaître un remède si simple pour guérir une maladie qui a répandu la frayeur sur tout le globe. Louons donc le Seigneur pour ce système ; c'est à lui seul que son plus dévoué propagateur attribue tous les succès qu'il a eus. Convaincu de l'efficacité de cette méthode pour toutes sortes de maladies, je prie les malades d'accepter mes conseils et de remercier le bon Dieu pour tous les bienfaits qu'il n'a cessé d'accorder en tout temps à ses créatures.

D. Joseph Noguéras.

EXPLICATION

DIVERSES MANIÈRES D'APPLIQUER L'EAU.

NUMÉRO 1. — DRAP DE LIT MOUILLÉ.

Pour faire cette opération, on étend sur le lit une couverture de laine, et on étend dessus un drap de lit mouillé et bien exprimé (tordu) : le malade s'enveloppe bien de ce drap, laissant le visage seul en dehors, puis on l'enveloppe de la couverture de laine bien serrée autour du corps ; puis on lui met dessus d'autres couvertures, de 6 à 8, afin de produire une chaleur immédiate. Dès que le malade est ainsi enveloppé, on doit ouvrir les fenêtres et les portes de sa chambre, et on ne les fermera que lorsque le malade sera sur le point de sortir du drap de lit.

NUMÉRO 2. — COMPRESSES FROIDES ET CHAUDES.

Les compresses froides sont des toiles en fil mises en trois ou quatre doubles et trempées dans l'eau froide, ensuite bien exprimées, que l'on applique sur les parties malades. On les appelle aussi *calmantes* ou *adoucissantes*.

Les compresses *chaudes* ou *stimulantes* sont des pièces de même nature, mais une fois appliquées sur les parties malades, on les couvre bien avec un linge parfaitement sec

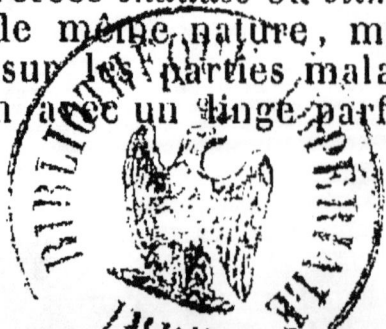

afin que l'air extérieur n'y pénètre pas. On
doit changer les compresses froides dès qu'elles commencent à devenir chaudes : on doit
changer les chaudes toutes les deux heures
ou dès qu'elles se sèchent.

NUMÉRO 3. — DU BAIN GÉNÉRAL.

On appelle bain général celui où le corps
est plongé dans l'eau jusqu'au cou , soit dans
une baignoire, soit dans un autre bassin. Si
la baignoire est éloignée du lit et qu'on marche pour y arriver, il faudra se reposer avant
d'y entrer, puis se mouiller la tête et la poitrine, et entrer enfin dans l'eau avec promptitude. Pendant le bain, on doit submerger
la tête plusieurs fois. Avant le bain on a dû
éviter d'exposer le corps suant au contact de
l'air; pour cela, le meilleur est de se mettre
tout couvert dans l'eau. Pendant le bain il est
très-avantageux d'être toujours en mouve-
ment, et de se faire des frictions. Lorsque le
malade sortira du bain, on le couvrira avec
un drap et un manteau ; il retournera ainsi
dans sa chambre où il se sèchera.

NUMÉRO 4. — DEMI-BAIN.

Le demi-bain se prend dans le même bassin que le bain général, dans l'eau tempérée
s'élevant jusqu'à la ceinture. Il faut que la
baignoire soit hermétiquement fermée: le
malade ne sort que la tête, laquelle on lui
mouille fréquemment avec de l'eau froide,
mais sans coup, c'est-à-dire doucement.

NUMÉRO 5. — BAIN DE SIÉGE.

Ce bain se prend dans une baignoire basse ou terrine de telle hauteur que le malade ayant les pieds à terre puisse être assis sur trois ou quatre pouces d'eau.

NUMÉRO 6. — BAIN DE PIEDS.

La baignoire ou terrine qui sert à ces bains ne doit avoir que la quantité d'eau suffisante pour couvrir les pieds jusqu'aux chevilles.

Fr. JOSEPH NOGUÉRAS.

——

N. B. Le drap de lit et les compresses doivent se laver chaque fois quelles se changent ou quelles ont servi, et pour les appliquer de nouveau doivent être trempées dans une autre eau propre.

L'eau pour les bains, ou pour laver les compresses et le drap de lit, ne peut servir qu'une seule fois, il faut la changer toutes les fois.

Tout le linge dont on se sert doit être en fil, pas en coton.

Pour faire suer le malade promptement, il ne faut pas l'envelopper dans une couverture en laine, mais dans un drap de lit mouillé, ainsi dans 5 ou 10 minutes, il commencera à transpirer; mais si on le met dans une couverture en laine, il ne transpirera même pas dans deux heures et demie, et peut-être dans 3 heures, comme le prouve l'expérience de tous les jours.

FIN.

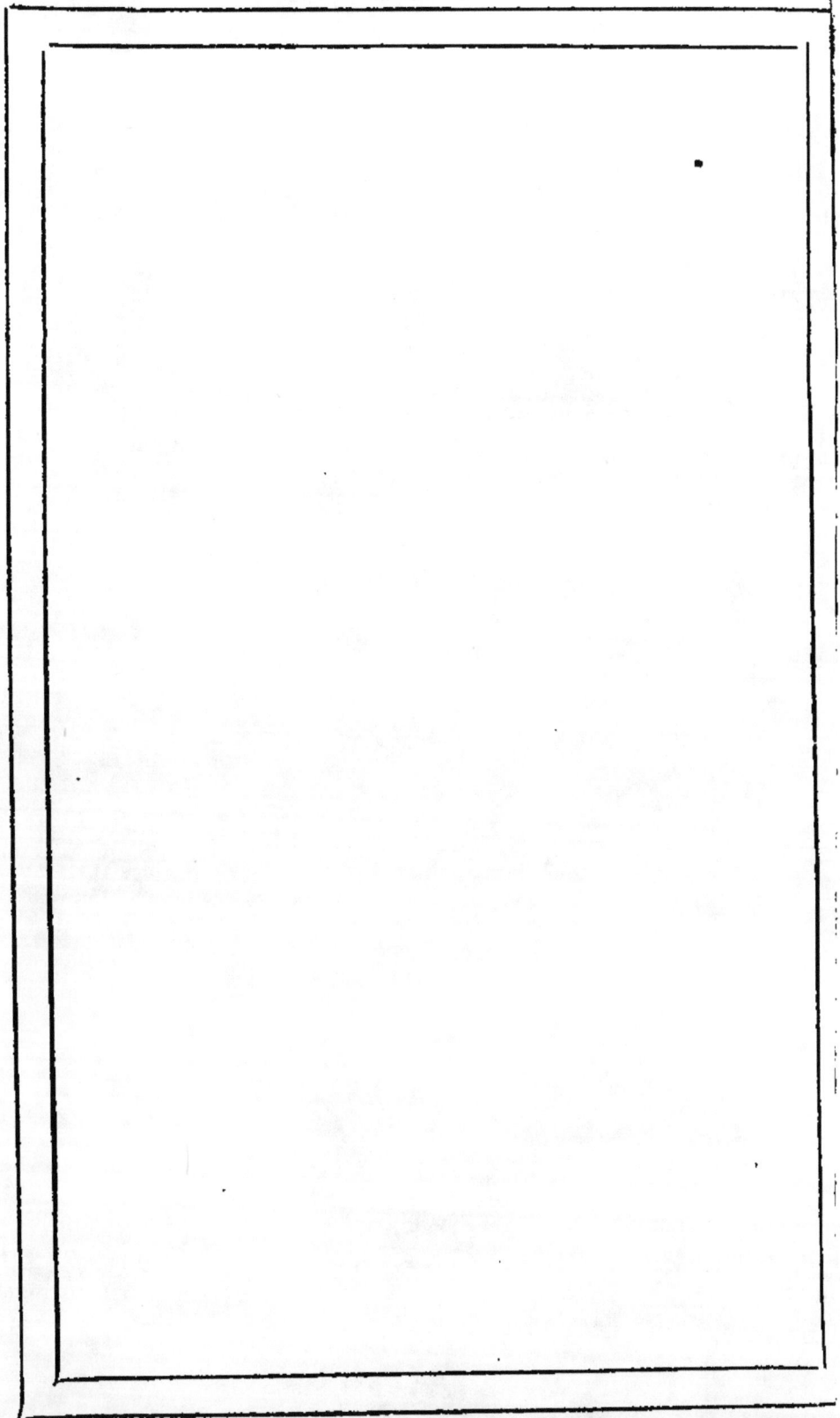

www.ingramcontent.com/pod-product-compliance
Lightning Source LLC
Chambersburg PA
CBHW060508210326
41520CB00015B/4149